AF468447

TRAITEMENT

DES

TUMEURS GANGLIONNAIRES

VOLUMINEUSES

DU COU ET DE L'AISSELLE

INDICATIONS

DE

LEUR ABLATION ET TECHNIQUE OPÉRATOIRE

PAR

Le Dr VASLIN

Ancien interne titulaire des hôpitaux de Paris
Lauréat de l'Institut et de la Société de chirurgie de Paris
Médecin en chef de l'Hôtel-Dieu
Professeur suppléant des chaires de chirurgie à l'École de médecine d'Angers

ANGERS
IMPRIMERIE LACHÈSE ET Cie
4, Chaussée Saint-Pierre, 4

1898

TRAITEMENT

DES

TUMEURS GANGLIONNAIRES

VOLUMINEUSES

DU COU ET DE L'AISSELLE

INDICATIONS

DE

LEUR ABLATION ET TECHNIQUE OPÉRATOIRE

PAR

Le Dr VASLIN

Ancien interne titulaire des hôpitaux de Paris
Lauréat de l'Institut et de la Société de chirurgie de Paris
Médecin en chef de l'Hôtel-Dieu
Professeur suppléant des chaires de chirurgie à l'École de médecine d'Angers

ANGERS
IMPRIMERIE LACHÈSE ET Cie
4, Chaussée Saint-Pierre, 4

1898

Indications de l'ablation des tumeurs ganglionnaires volumineuses du cou et de l'aisselle, technique opératoire.

Les adénopathies des principales régions du corps, cou et aisselle, sont fréquentes : leur cause et leur nature sont aussi très variables. Celles que j'ai en vue sont considérées comme étant scrofuleuses ou tuberculeuses, c'est-à-dire comme des néoplasmes ganglionnaires, tendant à envahir tout le système lymphatique et les viscères. Il est donc indiqué d'en débarrasser l'économie à tout prix. On s'adresse d'abord au traitement général. Les préparations iodurées et arsénicales, l'huile de foie de morue à haute dose, une bonne alimentation, le séjour à la campagne et au bord de la mer, tels sont les agents thérapeutiques et les moyens hygiéniques et climatériques à l'aide desquels on obtient la cure d'un grand nombre d'adénites chroniques.

A cette médication, qui agit sur l'ensemble de la constitution, on joint habituellement comme traitement local les pommades iodurées, les vésicatoires et l'électrisation cutanée. D'autres procédés, tels qu'injection interstitielle, acupuncture, ont été mis en usage. Mais, à mon avis, ils sont plus nuisibles qu'utiles, quand la tumeur est considérable, car ils peuvent déterminer des adéno-phlegmons avec leurs conséquences fâcheuses.

Lorsqu'une hypertrophie ganglionnaire a résisté à un traitement général et local bien institué et régulièrement suivi, il faut avoir recours à l'ablation Cette pratique chirurgicale est ancienne. Dès 1789, Magnez, malgré l'imperfection de son outillage, se livrait à l'extirpation des ganglionnites cervicales Roux, Velpeau, Malle et Larrey ont publié des travaux importants sur ce sujet. Cependant il y eut un temps d'arrêt dans les tentatives d'extirpation des adénites. Dominé par l'idée, que les adénopathies étaient liées à un vice constitutionnel et que l'acte opératoire n'était qu'un palliatif, l'opérateur était arrêté par cette pensée que son intervention, déjà périlleuse en elle-même, ne devait aboutir qu'à un résultat très éphémère. Mais sous l'influence des recherches nouvelles, ces masses ganglionnaires sont rangées dans le cadre des tuberculoses locales ; supprimer ces foyers d'injection bacillaire, arrêter une invasion de toute l'économie, telle est la doctrine prédominante aujourd'hui et vérifiée par les faits.

Entrée dans cette voie, la chirurgie est appelée à prévenir, dans beaucoup de cas, la tuberculose viscérale. De nombreuses observations ont été publiées déjà à l'appui de cette thèse, et je m'empresse d'y joindre les miennes, afin d'encourager ceux qui seraient hésitants devant les difficultés paraissant parfois au-dessus des ressources de l'art.

Sur soixante-huit cas d'extirpations pratiquées avec succès, je me bornerai à citer les cinq observations les plus probantes, en les accompagnant des remarques qu'elles comportent et en faisant ressortir comment, de succès en succès, j'ai été amené à extraire une masse ganglionnaire, dont on rencontre peu d'exemples dans la science : elle menaçait la vie, non seulement par sa situation, mais aussi par sa tendance à envahir le système lymphatique viscéral de la cavité la plus rapprochée, le thorax.

OBSERVATION I

ADÉNITES CERVICALES VOLUMINEUSES — RÉGION STERNOMASTOIDIENNE GAUCHE. — ABLATION. — GUÉRISON

M. L..., âgé de vingt ans, me consulte en mars 1883.

Il porte des tumeurs ganglionnaires des deux côtés du cou et dans les deux aisselles. A la partie antérieure de la région sterno-mastoïdienne gauche se trouve une masse ganglionnaire du volume d'une grosse orange.

Sa mère a succombé de phtisie pulmonaire : le jeune homme est très affaibli et sujet aux bronchites. L'iodure de potassium et les reconstituants sont continués pendant deux ans sans succès.

En avril 1886, la masse ganglionnaire du côté gauche acquiert rapidement des proportions considérables Son volume a triplé en quelques semaines. Elle s'étend du lobule de l'oreille jusqu'au niveau du cartilage thyroïde, soulève fortement le sterno-mastoïdien force la tête à s'incliner du côté opposé, gêne les mouvements du cou et commence à rendre la respiration et la déglutition difficiles.

A la fin d'avril, rougeur, empâtement de la région, douleurs vives surtout la nuit, pas de fluctuation superficielle.

Il fallait agir à cause des symptômes de compression et dans le but de prévenir les complications locales et générales de la fonte de cette masse.

Opération le 6 mai Chloroforme, incision de douze centimètres le long du bord antérieur du sterno-mastoïdien. Peau et tissu cellulaire épaissis. Après la section de l'aponévrose superficielle, du pus s'écoule par la partie inférieure de la plaie. L'exploration digitale démontre que c'est un gros ganglion suppuré dont les parois sont attenantes à la gaine tangentielle des vaisseaux. Plusieurs autres tumeurs de la grosseur d'une mandarine, superposées entre le cartilage thyroïde et l'angle de la mâchoire, sont énucléées avec les doigts et les instruments mousses. Quelques débris restent accolés à la gaine des vaisseaux.

D'autres petits ganglions, les uns suppurés, les autres en voie de régression caséeuse, sont détruits.

Suture au fil de Florence, drainage à la partie inférieure de la plaie. Lavages alcoolo-phéniqués. Aucun accident ne survient.

Drain retiré le quinzième jour : plaie complètement fermée au bout de six semaines, après cautérisations répétées au nitrate d'argent.

Le 6 avril 1886, un an après l'ablation, je revois M. L. ., son état général est excellent ; il existe une cicatrice linéaire, déprimée, longeant le bord antérieur du sterno-mastoïdien. Les ganglions du côté opposé et des aisselles ont disparu.

Je ferai remarquer que le traitement médical était inactif et que l'intervention était indiquée par la menace d'une suppuration diffuse avec ses accidents formidables. Les conséquences de cette ablation sont des plus intéressantes : disparition des ganglions non opérés, état général très amélioré.

OBSERVATION II

ADÉNITES PREAURICULAIRE ET CERVICO-MAXILLAIRE GAUCHE — ABLATION. — GUÉRISON

Mlle Françoise P..., âgée de vingt-six ans, me consulte en janvier 1885.

Elle raconte qu'en mars 1882, à la suite de grandes fatigues, elle vit apparaître un engorgement ganglionnaire près de l'oreille et de l'angle de la mâchoire du côté gauche Un traitement interne est institué et continué pendant deux ans.

En février 1884, les deux ganglions préauriculaires suppurés sont ouverts avec le bistouri : d'où dermite ulcéreuse rebelle aux topiques. Les ganglions situés entre l'angle de la mâchoire et le sterno-mastoïdien se tuméfient et augmentent rapidement de volume, malgré les médications internes régulièrement suivies

En janvier 1885, trois ans après le début de l'affection, je constate au-dessus de l'oreille gauche deux ulcérations larges comme une pièce de dix centimes, séparées par un peu de peau saine ; leurs bords sont amincis et décollés, leur surface est inégale et recouverte de croûtes jaunâtres. En dedans de l'angle de la mâchoire, sous le bord antérieur du sterno-mastoïdien, existe une saillie mamelonnée, s'étendant du lobule de l'oreille à la grande corne de l'os hyoïde. Fluctuante en un point limité, dure dans le reste de son étendue, sans changement de coloration des téguments, cette tumeur est mobile quoique profondément engagée.

Des douleurs névralgiques vives s'irradient dans le plancher buccal et le long de la gaine du sterno-mastoïdien. Les mouvements de la langue sont gênés, et la pointe de cet organe se dévie du côté de la tumeur, quand elle est portée hors de la bouche : phénomène paralytique dû probablement à la compression de l'hypoglosse.

Pas d'autres engorgements ganglionnaires. Aucune lésion interne. De l'anémie seulement. Les urines sont normales.

Pendant cinq mois, j'emploie l'iodure de potassium, l'iodure de fer et autres toniques; les ulcères sont touchés avec des modificateurs énergiques. Aucune amélioration n'est obtenue.

Effrayée par les progrès du mal et exténuée par les douleurs qu'elle éprouve dans la région, la malade réclame l'intervention chirurgicale.

Opération le 15 avril 1885.

Chloroforme, incision sur toute la longueur de la tumeur en suivant le bord du sterno-mastoïdien. Enucléation par décollement et morcellement avec les doigts et les instruments mousses.

Cinq petites tumeurs enkystées et accolées, du volume d'un jaune d'œuf, sont successivement extraites La plus profonde était en rapport avec les carotides interne et externe et l'anse de l'hypoglosse, que l'on distingue nettement au fond de la plaie.

Les tumeurs étaient composées de ganglions agglomérés. Leur parenchyme, gris rougeâtre, était parsemé d'une foule de granulations et creusé de vacuoles pleines de matière caséeuse.

Sutures au fil de Florence, drain dans la profondeur, je touche les ulcérations au thermo-cautère.

Pansements quotidiens et injections alcoolo-phéniquées. Résultat excellent Guérison en trente jours.

La malade est revue le 11 avril 1886. Santé parfaite On ne voit plus que deux petites dépressions près de l'oreille. La cicatrice de l'incision est cachée par l'angle de la mâchoire. très saillant chez la jeune femme

On remarquera que l'intervention a eu un plein succès, que l'on n'a agi qu'après un long traitement interne resté inactif et que l'opération était indiquée par les douleurs de compression, la gêne des mouvements de la langue et le danger d'engorgement de ganglions plus profonds.

OBSERVATION III

ADÉNITE CERVICO-MAXILLAIRE DROITE : EXTIRPATION. — GUÉRISON.

Mme X..., trente-cinq ans, observée en février 1883, très anémiée; père et mère morts de tuberculose pulmonaire.

Depuis cinq ans, elle porte à la région cervico-maxillaire droite une adénite chronique, qui a succédé à une ulcération de l'oreille du côté correspondant.

La tumeur a le volume d'une grosse orange, elle est bosselée, mobile en tout sens. Aucun des traitements interne et externe tentés n'avait amené d'amélioration. Deux saisons balnéaires passées au bord de la mer n'avaient rien produit.

Opération. Incision de cinq centimètres parallèles au bord antérieur du sterno-mastoïdien, extraction par décollement de la masse ganglionnaire composée de quatre ganglions indurés dont le parenchyme est parsemé de granulations grises.

Réunion immédiate sans suppuration. Cicatrice imperceptible.

Malade revue en 1885. Santé excellente, malgré une grande dépression morale, causée par l'appréhension d'une tuberculose pulmonaire, à laquelle les parents de Mme X... ont succombé.

OBSERVATION IV

TUMEUR GANGLIONNAIRE VOLUMINEUSE DE L'AISSELLE DROITE : TROIS CENTS GRAMMES ; EXTIRPATION. — GUÉRISON.

Mlle B..., dix-huit ans, est sans antécédents scrofuleux héréditaires, ses frères et sœurs sont bien portants.

En mars 1885, panaris spontanés et profonds du médius et de l'indicateur de la main droite, qui durent six semaines environ. Une ou deux semaines après sa guérison. elle s'aperçoit d'une grosseur dans l'aisselle droite; engorgement ganglionnaire, qui augmente assez rapidement, malgré un traitement local et général bien suivi. Huile de foie de morue, iodures et autres toniques. Bientôt gêne considérable dans les mouvements du bras droit, avec irradiations douloureuses dans toute la longueur du membre. Je l'examine pour la première fois le 25 avril 1886, je constate une tumeur grosse comme le poing d'un adulte, distendant le creux axillaire, de la base au sommet, jusqu'au voisinage de la clavicule. Tumeur dure, bosselée, indolente à la pression ; rien à la peau, sous laquelle la masse est très mobile dans tous les sens.

L'intervention est indiquée et considérée comme exempte de danger, eu égard à l'absence d'adhérence avec les vaisseaux et nerfs de la région.

Mlle B... est anémiée par une bronchite qui a duré tout l'hiver, mais il n'y a rien d'appréciable aux poumons, pas plus que dans les autres appareils.

Opération le 30 avril 1886.

Chloroforme. Incision de dix centimètres parallèle au bord tangible du grand pectoral. Trois doigts introduits dans le creux axillaire et procédant de bas en haut décollent et morcellent la masse, composée de dix-huit ganglions, dont les plus gros ont le volume d'un œuf et les petits celui d'une lentille. L'abduction et l'élévation forcée du bras permettent d'aller, jusqu'au sommet de la pyramide axillaire, chercher les ganglions accolés à la gaine des vaisseaux.

La région bien vue tout entière et soigneusement inspectée permet de constater que l'ablation a été complète.

L'opérée perdit à peine trente à quarante grammes de sang. Aucune ligature ne fut nécessaire.

Lavage antiseptique de la plaie. Drainage; quatre points de suture avec fils de Florence Compression, abduction forcée du bras, tampons de ouate sur les parois antérieure et postérieure de l'aisselle maintenus par un appareil suffisamment serré.

Le cinquième jour, sutures et drain sont enlevés. Le vingtième jour le recollement des parois axillaires était complet et la guérison définitive.

La malade, revue en octobre 1887, est florissante de santé et le creux axillaire est le siège d'une dépression profonde produite par le retrait de la cicatrice.

Remarquons :

1° Extirpation indiquée par le volume de la tumeur et sa résistance aux médications internes ;

2° Facilité de l'acte opératoire malgré la connexité des ganglions avec les vaisseaux et nerfs de la région ;

3° Résultats immédiat et ultérieur excellents. Pas d'accidents inflammatoires, pas de récidive.

OBSERVATION V

ADÉNITE CERVICO-AXILLAIRE ÉNORME

X..., âgé de vingt-cinq ans, de haute taille, issu de parents bien constitués, n'a jamais éprouvé de maladies graves

Vers l'âge de dix-huit ans, il a été atteint de petites tumeurs ganglionnaires, situées au-dessous de l'angle de la mâchoire. A l'âge de vingt ans, elles étaient si peu apparentes, que le jeune homme fut considéré comme propre au service militaire.

Cependant, sitôt son arrivée à la caserne, on jugea utile de le soumettre à un traitement spécial, les engorgements ganglionnaires augmentant de volume. Au bout de trois mois de séjour à l'hôpital et d'un traitement bien suivi, il fut réformé. Les glandes avaient envahi une partie de la région sterno-mastoïdienne.

Revenu dans sa famille, il fut soumis à une médication anti-scrofuleuse assez énergique, iodure à haute dose, huile de foie de morue. Pendant quatre ans, malgré cette médication, les tumeurs ganglionnaires augmentaient d'étendue et de volume. Le creux axillaire, sous l'influence d'une blessure de la main, devint le siège de tuméfactions semblables.

Le 20 décembre 1885, six ans après le début de

l'affection, le malade se présenta à mon examen, dans les conditions suivantes :

La région antéro-latérale gauche du cou est envahie par une tumeur du volume d'une tête d'adulte. Elle s'étend en hauteur de l'anglo de la mâchoire et de l'apophyse mastoïde, jusqu'à quatre travers de doigt au-dessous de la clavicule. En largeur, elle va du conduit laryngo-trachéal jusqu'au voisinage de la colonne cervicale en passant sous le bord antérieur du trapèze. Elle est bosselée et offre une dépression suivant le trajet du sterno-mastoïdien.

La veine jugulaire externe décrit des sinuosités à sa surface et est considérablement dilatée. Cette masse se déplace facilement sur les régions profondes, par les mouvements qu'on lui imprime, d'avant en arrière ou d'arrière en avant.

La tête est penchée du côté droit. Cependant les mouvements de rotation de la tête ne sont pas gênés. La peau a conservé sa souplesse et sa coloration normales.

Quand on presse ou plutôt que l'on malaxe cette tumeur, on sent qu'elle est formée d'un a[illegible] de ganglions indolents, roulant et glissant les uns sur les autres et dont les plus saillants sont du volume d'une grosse orange.

Dans le creux axillaire, du même côté, existe une masse ganglionnaire du volume du poing d'un adulte, composée comme la présente, de ganglions agglomérés, mobiles les uns sur les autres et dont les plus gros offrent le volume d'un œuf de poule.

Les organes thoraciques : poumons, cœur, gros vaisseaux, ne présentent aucune altération. Les viscères de l'abdomen, estomac, intestins, foie, rate sont sains. L'appareil génito-urinaire est exempt de lésion.

L'examen du sang ne révèle pas d'augmentation des globules blancs.

Les troubles qu'éprouve le malade consistent dans des vertiges et de la dyspnée. Les vertiges sont dûs sans doute à la gêne de la circulation cérébrale ; la dyspnée, qui est ressentie à certains moments du jour et de la nuit, s'explique par la compression de la trachée ou du pneumo-gastrique.

Diagnostic. — Hypertrophie ganglionnaire, comprenant les régions sous-maxillaire, carotidienne, sus-claviculaire et axillaire gauches, de nature scrofulo-tuberculeuse, à marche progressive et envahissante. Eu égard à son étendue et à son siège, cette adénopathie aurait pu être attribuée à la diathèse encore mal définie désignée sous le nom d'adénie ou leucocytémie, ou bien encore à la dégénérescence d'un organe contenu dans les grandes cavités splanchniques. Mais nous avons vu que le sang ne présentait pas d'augmentation des globules blancs et que les viscères du thorax et de l'abdomen étaient sains.

Pronostic. — Bien que cette tumeur ganglionnaire énorme, n'apporte aucun arrêt dans le jeu des organes nombreux et importants qu'elle entoure et comprime, elle n'en constitue pas moins un danger prochain pour la vie.

En effet, par la compression des artères carotides, elle peut déterminer l'anémie cérébrale : les vertiges que nous avons signalés en sont les premiers symptômes. Par la compression des veines jugulaires et du tronc veineux brachio-céphalique gauche, elle peut causer la stase veineuse dans les gros troncs vasculaires et ses conséquences si funestes : hypérémie cérébrale, thrombose des sinus de la dure-mère et œdème du membre supérieur. Par la compression exercée sur les nerfs de la région, celle du pneumo-gastrique et des branches d'origine du plexus brachial, pour ne citer que les troncs nerveux les plus importants, elle peut amener des troubles fonctionnels graves de la déglutition, de la respiration, de la circulation et de la motilité. L'extension de cette adénité cervico-axillaire aux ganglions bronchiques n'est pas la complication la moins redoutable. Si l'on considère son mode d'évolution, c'est bien la marche envahissante qu'elle tend à suivre. Enfin que la suppuration vienne à s'emparer de cette masse, elle entraînera la mort par infiltration purulente du cou et des médiastins.

Traitement. — En présence de pareilles éventualités, la conduite du chirurgien me paraissait toute tracée : il fallait pratiquer l'extirpation.

Mais l'extirpation d'une masse aussi considérable n'avait-elle pas ses contre-indications ? N'exposait-elle pas à des accidents mortels pendant et immédiatement après l'acte opératoire ? L'intervention bien conduite, n'avait-on pas à craindre une récidive rapide, comme dans les adénopathies liées à certains états diathésiques encore mal définis, ou à une dégénérescence d'organes internes thoraciques ou abdominaux ?

Sans aucun doute, l'extraction d'une masse aussi considérable, implantée au milieu de troncs vasculaires et nerveux de première importance. comportait des dangers immédiats extrêmement graves, mais que l'on pouvait éviter avec de la prudence et de l'habileté Des chirurgiens très expérimentés, Roux, Bégin, Mirault, d'Angers, ont perdu des opérés par introduction de l'air dans les veines jugulaire ou sous-clavière ouvertes par mégarde. Par contre, on cite nombre de tumeurs ganglionnaires du cou extirpées avec succès. Dans l'ablation de celle de la région axillaire précédemment citée, j'avais acquis les notions suffisantes pour être certain de mener à bonne fin cette nouvelle tentative.

L'opération bien exécutée, la septicémie, que pouvait faire craindre l'étendue du traumatisme, ne devait pas nous inquiéter, car l'intégrité des gros troncs vasculaires, une antisepsie rigoureuse et des conditions hygiéniques excellentes, devaient écarter cette complication si redoutable. Enfin l'augmentation possible et même certaine, suivant certains auteurs, des ganglions qu'on devait forcément laisser dans le creux axillaire, de plus une récidive inévitable sur lieu ou dans un autre organe de l'économie, sont autant de motifs que l'on aurait pu faire valoir autrefois comme contre-indications à l'intervention. Mais ces objections ne sont d'aucune valeur devant la doctrine nouvelle vérifiée par les faits. Cette variété d'adénopathie est un néoplasme, le plus souvent de cause externe et développé sous l'influence d'une petite plaie, d'une ulcération, d'un panaris... L'enlever c'est couper court à l'envahissement de l'économie.

Opération le 21 décembre 1887 avec l'assistance de mes distingués confrères M. Quintard et M. Bricard. Anesthésie avec le chloroforme. Une incision de vingt-huit centimètres est dirigée de l'apophyse mastoïde jusqu'au-dessous de la partie moyenne de la clavicule. C'est une perpendiculaire abaissée du sommet à la base du vaste triangle compris entre le bord postérieur du sterno-mastoïdien, le bord antérieur du trapèze et la clavicule. Une deuxième incision transversale, de douze centimètres, partant du milieu de la précédente, est menée jusqu'au voisinage de la colonne cervicale en divisant le bord antérieur du trapèze.

Par cette double ouverture la masse ganglionnaire est mise en grande partie à découvert. La jugulaire externe, variqueuse, très dilatée et turgescente, est divisée entre deux ligatures Je commençai l'extraction successive des ganglions par le creux sus-claviculaire : ils étaient plongés dans une atmosphère cellulo adipeuse abondante et très lâche. conditions anatomiques que j'avais prévues et qui devaient faciliter beaucoup leur isolement et leur extirpation. Chaque ganglion, gros et petit, est énucléé de la façon suivante : il est saisi avec les doigts ou une pince érigne et pédiculisée : il a alors la disposition d'un rein enveloppé de la capsule. Sur cette pseudo-capsule, il suffit de passer légèrement la pointe du bistouri pour qu'elle s'entr'ouvre et laisse échapper le produit qu'elle contient Quand l'écoulement du sang semble devoir être abondant, une pince hémostatique est appliquée sur le pédicule, et, si la forcipressure est insuffisante pour l'hémostase. on place un fil de soie phéniqué. Quarante-huit ganglions furent ainsi extirpés, les uns du volume d'une grosse orange, les autres d'une noix, les plus petits gros comme une noisette.

Un des plus volumineux était profondément engagé sous le faisceau claviculaire du sterno-mastoïdien, au confluent des veines jugulaires interne et sous-clavière ; il adhérait à ces vaisseaux. Son décollement est effectué avec beaucoup de précaution sans lésion des gros troncs veineux. Ceux qui étaient logés sous la face profonde du sterno-mastoïdien, je réussis à les faire passer dans le champ opératoire du triangle sus-claviculaire. Mais trois grosses glandes siégeant au-devant du bord antérieur du sterno-mastoïdien ne se prêtaient pas à cette manœuvre. Pour les extraire, il eût été nécessaire de sectionner ce muscle, ce qui eût porté une grave atteinte à ses fonctions et augmenté considérablement le traumatisme. Elles furent

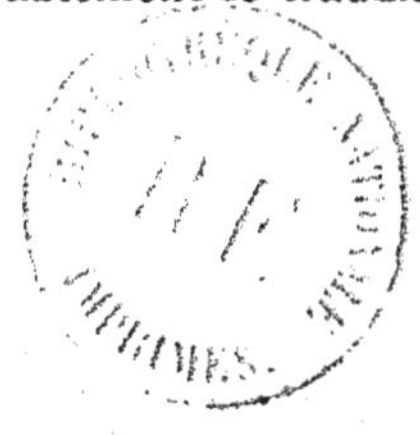

laissées en place et énucléées deux mois après la guérison de la première extirpation.

La masse ganglionnaire du creux axillaire fut aussi respectée.

L'écoulement du sang fut peu abondant, quelques ligatures furent nécessaires.

La plaie fut lavée avec une solution phéniquée au 20°.

Les deux incisions furent saturées, à points passés, avec des fils de Florence. Drain placé à l'angle inférieur de la plaie.

Pansement avec iodoforme et ouate.

Ecoulement pendant les deux premiers jours d'une grande quantité de sérosité par le drain.

Légère dysphagie et toux laryngée, — température 38°5.

Suppuration abondante pendant huit jours, cicatrisation complète le vingt-cinquième jour.

Diminution considérable des tumeurs ganglionnaires de l'aisselle. L'opéré revu trois mois après l'extirpation se présente dans les conditions remarquables qu'indique la figure (avant et après l'opération).

Conclusions. — De ces observations se dégagent les conclusions suivantes :

Les adénites chroniques, développées dans les régions cervicale et axillaire qui persistent ou augmentent malgré la médication interne généralement constituée, doivent être considérées comme des néoplasmes tendant à se généraliser.

Leur ablation est indiquée et doit être pratiquée par l'extirpation.

L'acte opératoire, même quand il est très étendu et qu'il est exécuté dans des régions remplies d'organes importants, cou, aisselle, est exempt de dangers, à la condition d'être pratiqué méthodiquement avec l'antisepsie la plus rigoureuse.

Cette intervention chirurgicale, basée sur soixante-huit cas, a eu pour résultat éloigné de relever la constitution du sujet et d'obtenir la disparition d'une affection menaçant d'envahir le système lymphatique viscéral.

ANGERS, IMPRIMERIE LACHÈSE ET Cie.

Fig. 1.

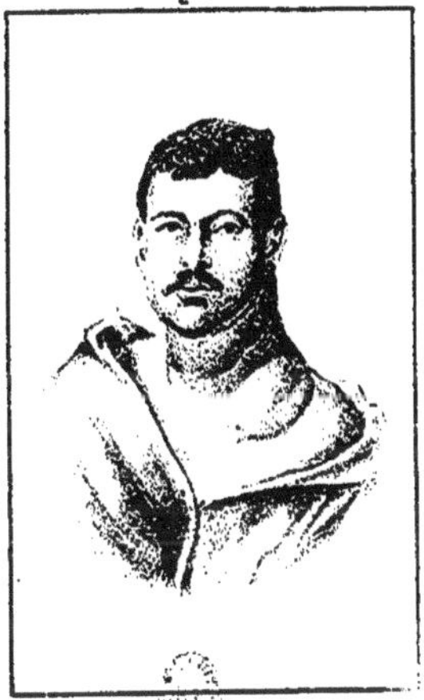

Avant l'Opération

Fig. 2.

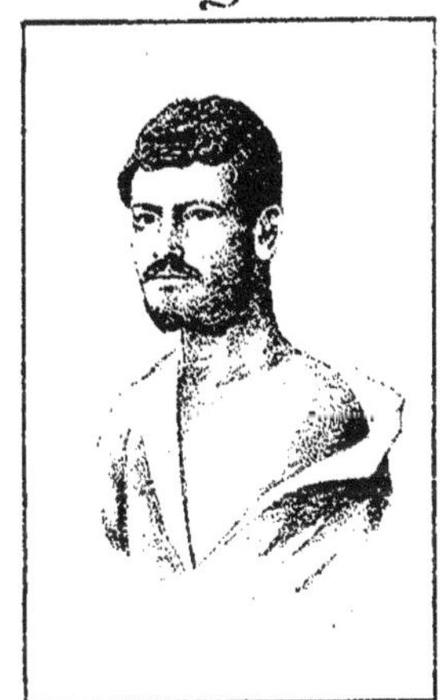

Après l'Opération

OUVRAGES DU MÊME AUTEUR

Étude sur les plaies par armes à feu. — 1 volume in-8°, avec 22 planches en lithographie, comprenant 66 figures dessinées, d'après nature. Ouvrage couronné par la Société de chirurgie de Paris et l'Institut.

Étude sur le pansement des plaies et l'hygiène des blessés. — (Discours prononcé à la rentrée de l'École de médecine d'Angers, 1876), publié sous forme de brochure et offert à l'Académie de médecine.

Tétanos : cause, nature et traitement. (*Bulletin du Congrès français de chirurgie*, session de 1886.)

Traitement de la dipthérie et de ses deux principales manifestations : l'angine pharyngée et laryngée au croup. (*Gazette des Hôpitaux, 1870.*)

Trépanation : ses indications dans les complications tardives des lésions traumatiques du crâne. (Mémoire. Congrès français de chirurgie, session 1886.)

Trépanation de l'apophyse mastoïde : ses indications à son lieu d'élection, dans les suppurations de l'oreille moyenne propagées aux cellules mastoïdiennes. (Mémoire communiqué à la Société de médecine d'Angers, 1882, reproduit avec figure et offert à l'Académie de médecine, 1884.)

Leçons sur la cataracte, du Dr Foucher, professeur d'ophtalmologie à la Faculté de médecine de Paris, recueillies et publiées par MM. Bonnet et Vasles, internes des hôpitaux de Paris. — 1 vol. in-8°, avec figure dans le texte.

Sarcôme de la choroïde, à la troisième période, traité par l'énucléation de l'œil. — Guérison. — Pas de récidive, douze ans après l'opération. (*Bulletin de la Société de médecine d'Angers, 1877.*)

Extraction de la cataracte, par la kératotomie, à petit lambeau supérieur, sans iridectomie. Procédé exposé en 1877, à la Société de médecine d'Angers, appliqué depuis cette époque, avec succès, dans cent soixante-huit cas.

Orthopédie ou traitement des principales déformations des membres inférieurs. — (*Bulletin de la Société de médecine d'Angers, 1888.*)

Contribution à l'étude de la thoracoplastie ou traitement de l'emphysème chronique, par la résection costale, l'aération et le drainage. (Mémoire présenté à l'Académie de médecine, 1886. (*Bulletin de l'Académie.*)

Plaies pénétrantes de la cavité abdominale. — Indications de la laparotomie avec sutures de l'intestin. (Mémoire. Congrès français de chirurgie, session de mars 1888.)

Entérotomie pour occlusion intestinale. (*Bulletin de la Société de médecine d'Angers, 1874, 1888.*)

Cure radicale de la hernie. Ses indications chez l'enfant et chez l'adulte *Bulletin de la Société de médecine d'Angers, 1888, 1889.*)

Calcul vésical, traité par la lithotritée, chez un enfant de treize ans. (*Bulletin de la Société de médecine d'Angers, 1873.*)

Emploi de la ponction aspiratrice dans le traitement de l'hématocèle rétro-utérine. (*Bulletin de la Société de médecine d'Angers.*) Observation publiée *in extenso* dans la thèse de M. le Dr Coutelin, d'Angers.

Fibrôme intra-utérin volumineux. — Extraction par la voie vaginale. — Technique opératoire. (*Bulletin de la Société de médecine d'Angers, 1889.*)

Colpo-vulvo perméoraphie, ou procédé spécial pour le traitement du prolapsus utérin au quatrième degré. (*Bulletin de la Société de médecine d'Angers, 1888.*)

Désarticulation du genou avec amputation femoro-condylienne au-dessus du cartilage épiphysaire, chez l'enfant. (Mémoire présenté à l'Académie de médecine, 1884.)

Ostéosarcome à forme pulsatile de l'extrémité inférieure du fémur gauche chez un homme de soixante-douze ans. — Amputation de cuisse au tiers supérieur. — Guérison. (Observation lue à l'Académie de médecine, séance du 7 avril 1885.)

Traitement des anévrysmes des membres, par la ligature aseptique et l'extirpation du sac. (Travail communiqué au Congrès français de chirurgie, session 1889.)

Ostéomyelite bi-epiphysaire du tibia, traitée et guérie par la trépanation et l'évidement. (*Bulletin de la Société de médecine d'Angers, 1889.*)

3 7511 00176773 3

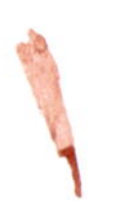

www.ingramcontent.com/pod-product-compliance
Ingram Content Group UK Ltd.
Pitfield, Milton Keynes, MK11 3LW, UK
UKHW020535230726
13925UKWH00005B/2290

9 782016 201435